DE LA LUXATION

DE L'ÉPAULE EN HAUT

RAPPORT A LA SOCIÉTÉ DE CHIRURGIE

PAR

M. MOREL-LAVALLÉE,

CHIRURGIEN DE L'HÔPITAL SAINT-ANTOINE.

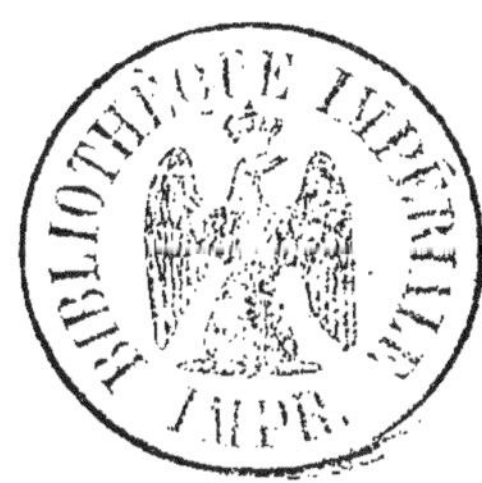

PARIS

TYPOGRAPHIE DE HENRI PLON,

IMPRIMEUR DE L'EMPEREUR,

8, RUE GARANCIÈRE.

1858

DE LA LUXATION

DE L'ÉPAULE EN HAUT.

Un aperçu historique est une manière aussi intéressante que naturelle d'entrer en matière. On aime à suivre la marche de la science sur le point limité qu'on étudie, à comparer entre elles les opinions des anciens maîtres. Cette revue rétrospective, outre le piquant attrait de confirmer de temps en temps une découverte moderne, offre souvent des enseignements d'une haute portée et surtout d'un grand sens pratique. Mais ce n'est point sur une question en quelque sorte anatomique, comme celle qui vous est soumise, où est venue s'échouer toute l'exactitude des observateurs contemporains, qu'on peut demander à l'antiquité des éclaircissements bien précieux, la pierre d'attente qu'elle a tant de fois posée dans des œuvres d'un autre genre.

En effet, les quelques mots qu'elle consacre à la luxation du bras en haut sont si vagues qu'ils laissent de l'incertitude jusque sur la signification précise qu'elle attachait à cette dénomination.

Le père de la médecine avoue qu'il n'a jamais rencontré cette lésion, et sans en contester formellement l'existence, il ajoute « qu'il aurait pourtant quelque chose à dire sur ce sujet (1) » : réticence regrettable, qui, si elle n'est pas une négation, fait au moins une large part au doute.

Depuis Hippocrate, et à notre époque spécialement, on est sorti de cette réserve un peu ténébreuse. Préoccupés de l'obstacle que devait opposer à la luxation en haut la présence de l'acromion, de l'apophyse coracoïde et de la clavicule, les chirurgiens ont proclamé l'impossibilité de ce déplacement. Cette doctrine est arrivée jusqu'à nous généralement, religieusement acceptée. Depuis longtemps, toute tentative

---

(1) Hippocrate, *OEuvres comp.*, *des Art.*, ch. 1er, § I.

ayant pour objet d'établir la réalité de cette dislocation, tout exemple nouveau cité à l'appui étaient accueillis à peu près comme la solution du problème de la quadrature du cercle et du mouvement perpétuel. Cependant M. Laugier, il y a plusieurs années, et M. Malgaigne plus récemment, ont attaqué, les faits en main, cette doctrine jusqu'ici respectée.

Aujourd'hui M. Bourguet vient joindre ses efforts à ceux de ses deux célèbres devanciers ; c'est à vous qu'il appartient de juger s'ils ont été couronnés de succès.

M. Bourguet, après un court historique qui marque son point de départ, divise son sujet en deux parties : la première traite de la luxation complète du bras en haut, la seconde de la luxation incomplète. Dans toutes deux, la marche de l'auteur est la même ; il commence par l'exposition et la discussion des faits qui lui sont personnels, et cherche ensuite à les étayer par quelques observations empruntées à des praticiens de nos jours.

Nous analyserons tous ces faits en les reproduisant dans ce qu'ils ont d'essentiel ; puis nous essayerons de les apprécier, d'abord à l'aide de leurs propres caractères, ensuite par le rapprochement de quelques cas qui ont échappé à l'auteur, enfin avec le contrôle de l'expérimentation cadavérique.

§ I. — LUXATION COMPLÈTE.

M. Bourguet vous a présenté deux observations qu'il a recueillies à deux ans d'intervalle.

Obs. I. — « Une jeune fille de dix-neuf ans, dans une attaque d'épilepsie, étend convulsivement le membre supérieur gauche, en appuyant avec force la main contre une table.

Le premier médecin consulté méconnut d'abord la lésion, et se borna à prescrire un vésicatoire. C'est en pansant ce vésicatoire environ six mois après l'accident, que la mère de la jeune fille fut frappée de la difformité de l'épaule Le médecin, dont l'attention est attirée de ce côté, reconnaît enfin la nature du mal. Tentatives infructueuses de réduction, tentatives qui, renouvelées bientôt après avec l'aide d'un confrère, échouent également. M. Bourguet est appelé et constate les symptômes suivants : douleurs continuelles dans l'épaule, qui font la principale préoccupation de la malade.

L'*attitude* a été négligée par l'auteur.

Mouvements. — Il a également omis la distinction des mouvements en actifs et en passifs, en sorte qu'il reste sous ce rapport quelque incertitude dans l'interprétation de sa pensée. Le coude, dit-il, peut être rapproché du corps ; à quel degré en était-il écarté ? c'est ce qu'on a oublié de noter.

L'adduction et l'élévation sont extrêmement bornées; impossibilité de porter la main à la tête. L'abduction et la rotation, bien qu'un peu moins diminuées, ne permettent pas cependant à la malade de porter la main derrière le dos pour s'habiller et se déshabiller.

Déformation. — Aplatissement du moignon de l'épaule ; relâchement du deltoïde, qui est dirigé obliquement d'arrière en avant et de haut en bas ; saillie de l'acromion surtout en arrière. « Un creux très-marqué existe immédiatement au-dessous de cette apophyse, où le doigt s'enfonce avec facilité, et vacuité complète de la cavité glénoïde.

La tête de l'humérus, facile à reconnaître à la simple vue à cause du relief considérable qu'elle forme sous la peau, est située en dedans de l'acromion, au-dessous et en avant de l'extrémité de la clavicule, qu'elle déborde en avant de plus de cinq centimètres, au-dessus et en avant de l'apophyse coracoïde. Elle forme dans ce point une tumeur sphérique en continuité évidente avec l'humérus, dont elle partage les mouvements. Elle est tellement rapprochée de la face inférieure de la clavicule et du bord antérieur de l'acromion, qu'il est impossible de loger l'extrémité du petit doigt entre elle et ces saillies osseuses. Elle masque l'apophyse coracoïde, qui ne peut être sentie La paroi antérieure de l'aisselle est raccourcie de 9 à 10 millimètres, et la distance de l'acromion à l'épicondyle diminuée de 12 millimètres. Même situation des deux omoplates. Enfin, si haut qu'on engage les doigts dans l'aisselle, on ne peut y sentir la tête humérale. »

Tentatives de réduction très-variées à l'aide du chloroforme.

1°. Pendant les tractions, le chirurgien, en même temps qu'il s'efforce de refouler la tête humérale en bas, essaye de la ramener en avant avec un lacs en anse passé autour de son cou et sous la partie supérieure du bras : insuccès.

2° On recourut ensuite successivement à des tractions horizontales, obliques en avant, obliques en arrière, au mouvement de bascule sur le genou ; tout fut inutile.

Une première remarque à faire ici, c'est qu'il s'agit non pas d'un accident récent, mais d'une affection ancienne datant de six mois. Les caractères primitifs si précieux de la lésion, tels que l'état des surfaces articulaires, la mobilité anormale, la crépitation ou l'absence de ce symptôme, etc., ont eu le temps de s'altérer, de s'effacer, tandis que des apparences insidieuses, résultant d'une arthrite ou du travail du cal, ont pu se produire.

Nous avouerons d'abord qu'il nous est impossible de comprendre une luxation complète en haut, sus-coracoïdienne, où la tête humérale reste inférieure à la clavicule, et où le bras n'est raccourci que de 12 millimètres; plus loin nous dirons pourquoi.

Deux autres hypothèses se présentent d'ailleurs, qui rendent l'une et l'autre mieux compte des symptômes : celle d'une arthrite chronique et celle d'une fracture de l'extrémité supérieure de l'humérus.

L'*arthrite chronique* amène très-bien l'aplatissement de l'épaule, d'abord par l'amaigrissement, puis par une rétraction inégale de la capsule fibreuse qui retient la tête humérale sous la partie interne de la voûte, et détermine ainsi une dépression à la partie externe, enfin quelquefois par l'absorption partielle des surfaces articulaires. Un léger raccourcissement s'explique de même. La tête devient, non pas plus saillante, mais plus apparente, en raison de l'affaissement des parties molles amaigries qui la recouvrent ou l'avoisinent. Tous les éléments incontestables de l'observation précédente appartiennent donc à l'arthrite. Rappelons encore que ces douleurs articulaires, restées assez vives au bout de six mois pour faire la principale préoccupation de la malade, sont singulièrement favorables à la présomption d'une phlegmasie de la jointure.

L'hypothèse d'une *fracture* est moins plausible que celle d'une arthrite, mais elle l'est bien plus encore que celle de la luxation. N'y a-t-il pas, en effet, des cas où la fracture étant très-élevée, le fragment inférieur se porte en avant et en haut et simule ainsi le déplacement de la luxation? Et si la fracture est en rave, le volume de ce fragment ne peut-il pas, à travers les parties molles qui en dissimulent les inégalités et lui donnent une sorte de rondeur, en imposer pour la tête humérale? De plus, dans cette fracture, la tête refoulée en dedans peut aussi laisser une dépression sous l'acromion, etc.

Nous craignons donc que l'arthrite chronique ou la fracture, mais surtout la première de ces lésions, ne balance dans l'esprit du chirurgien le diagnostic de l'auteur.

M. Bourguet rapproche de ce cas une observation recueillie par M. le professeur Malgaigne, et qui est en effet presque identique. Il a bien senti toute la force qu'il pouvait emprunter de cette analogie. Seulement peut-être aurait-il mieux fait de reproduire en entier l'observation, que de se borner à la citer en quelques lignes. C'est au moins notre devoir à nous, qui en contestons la signification. Là voici :

Obs. II. — Un homme de soixante-trois ans, de peu d'embonpoint, tombe d'une voiture de fagots sur le moignon de l'épaule droite, le bras serré contre la poitrine; il ne saurait dire si le membre était ou non dirigé en avant ou en arrière.

Il ne pouvait remuer le bras, et chaque tentative de ce genre déterminait de vives douleurs. Il se confie d'abord à un rebouteur, et ce n'est que deux mois et demi après l'accident qu'il se présente au chirurgien de Saint-Louis.

« L'épaule offrait une déformation singulière. Le moignon était aplati comme dans la luxation ordinaire; le doigt s'enfonçait dans un creux situé immédiatement au-dessous de l'acromion, et la cavité glénoïde était évidemment vide. Il était facile, en outre, de sentir en arrière et en dehors les deux bords correspondants de l'acromion, de même que son angle antérieur.

» C'était en avant et presque immédiatement au-dessous de la clavicule que se voyait et se sentait une énorme saillie dure, sphérique, continue avec la flèche de l'humérus, obéissant à tous les mouvements imprimés à cet os, et qui était évidemment la tête humérale. »

Elle répondait donc en dehors au bord antérieur et interne de l'acromion, en haut à la face inférieure de la clavicule, et à peine si on pouvait insinuer le bout du doigt entre elle et ces deux parties. La saillie extérieure était telle qu'elle débordait de 6 *centimètres* la face antérieure de la clavicule (le bord sans doute).

Elle était d'ailleurs si superficielle, qu'elle paraissait en certains points sous-cutanée. Une épingle enfoncée jusqu'à l'os, à la partie qui faisait le plus de relief, ne donna pour les chairs que 8 millimètres d'épaisseur; un peu plus en dedans l'épaisseur était moindre encore et fut trouvée de 6 *millimètres*.

En faisant contracter le deltoïde et le grand pectoral, on s'assure que la tête humérale correspondait à leur interstice et qu'elle écartait leurs bords de 2 centimètres, intervalle dans lequel elle n'était recouverte que par les ligaments.

« Il n'y avait donc pas de doute; la tête humérale s'était portée en avant et en haut par-dessus le ligament acromio-coracoïdien et l'apophyse coracoïde. Cette apophyse, masquée par la tête humérale, était impossible à sentir; du côté sain elle est fort enfoncée et à 3 centimètres à peu près en avant du bord de la clavicule. Nous mesurâmes la position de la tête par rapport aux deux articulations claviculaires. La clavicule ayant 17 centimètres de longueur, le point le plus interne de la tête luxée était à 9 centimètres de l'articulation sterno-claviculaire et à 8 centimètres de l'articulation acromiale. Du côté gauche, entre la saillie naturelle de la tête humérale et l'articulation sterno-claviculaire, on mesurait un peu plus de 13 centimètres.

» Après ces recherches sur la position de la tête elle-même, il fallait examiner la disposition des parties voisines.

» A première vue, le bras paraissait raccourci ; et, en effet, on voyait le sommet de la tête dépasser en haut le sommet de l'acromion. Cependant, la mensuration du bras, de même que celle de la paroi antérieure de l'aisselle, n'indiquent pas plus de 1 centimètre d'accroissement.

» L'aisselle était absolument vide et libre, si haut qu'on pût porter le doigt.

» Le coude n'était pas notablement écarté du corps, et un ruban tendu de l'angle postérieur de l'acromion à l'épicondyle ne s'écartait pas même de 1 centimètre du point d'insertion du deltoïde, tandis que du côté sain l'écartement dépassait 1 centimètre.

» Il n'y avait pas de rotation anormale ; l'épitrochlée et l'épicondyle étaient dans les mêmes rapports que du côté sain ; l'omoplate était dans la même position à droite qu'à gauche.

» Une fois débarrassé d'une écharpe que le rebouteur avait placée après ses vaines tentatives de réduction, le malade avait vu les mouvements revenir peu à peu.

» Il pouvait porter le bras dans la rotation en dedans, et assez pour croiser la main derrière le dos ; il était parvenu à lever le bras en dehors presque jusqu'à l'angle droit, de manière à mettre facilement la manche de son habit. C'était surtout dans ce mouvement que la portion interne de la tête soulevait les téguments, sous lesquels elle paraissait à nu. Tout cela ne se faisait pas sans quelques douleurs à l'épaule, et ces douleurs revenaient même spontanément la nuit...

» Le véritable siége de la tête luxée était donc le ligament coraco-acromien, et en avant et au-dessus de l'apophyse coracoïde elle-même; je la nommerais volontiers *luxation sus-coracoïdienne.* »

M. Malgaigne essaya la réduction; et malgré d'énergiques efforts habilement dirigés, il ne réussit pas. (V. *Rev. méd. chir.*, t. V, p. 30.)

Vous l'avez remarqué, cette observation est passible des mêmes objections que la précédente : ancienneté de la lésion avec ses conséquences possibles, douleur dans les mouvements, douleur revenant même spontanément la nuit; position de la tête humérale à 5 centimètres en avant du bord antérieur de la clavicule et *au-dessous* de cet os ; tout ce que nous avons noté dans le cas de M. Bourguet se retrouve dans celui de M. Malgaigne, et vous avez vu que le savant chirurgien de Saint-Louis tire de ces caractères le diagnostic suivant:

« Le véritable siége de la tête luxée, dit-il, était donc sur le ligament coraco-acromien, en avant et au-dessus de l'apophyse coracoïde elle-même; je la nommerais volontiers *luxation sus-coracoïdienne.* »

Nous répéterons que la situation de la tête humérale à la fois au-dessus de l'apophyse coracoïde et au-dessous de la clavicule est physiquement impossible.

On sent qu'une raison de cet ordre ne me permettait pas de me ranger au diagnostic de M. Malgaigne, malgré tout mon respect pour une autorité si compétente.

Selon nous, il s'agissait encore d'une arthrite chronique, ou d'une fracture de l'extrémité humérale.

Obs. III. — Le second fait recueilli par M. Bourguet est intéressant au point de vue des lésions multiples déterminées dans le même membre par une chute de la hauteur d un deuxième étage: ce sont une fracture de l'avant-bras, une luxation du coude en arrière, et enfin à l'épaule, ce que l'auteur a décrit comme une luxation en haut. Malheureusement, sous ce dernier rapport, ce cas n'est pas plus concluant que les précédents, et il leur ressemble tellement que nous ne saurions le discuter sans tomber dans des répétitions fastidieuses.

Dans tous, selon nous, les symptômes attribués à une prétendue luxation en haut se prêtent à une interprétation plus légitime.

Mais, me dira-t-on peut-être, il y a un signe sur lequel M. Bourguet et M. Malgaigne lui-même ont beaucoup insisté, et dont vous ne tenez pas assez compte; c'est, suivant leur propre expression, cette saillie *considérable, énorme,* que forme la tête humérale à *cinq ou six centimètres* en avant du bord antérieur de la clavicule. Il y a là, nous en convenons, quelque chose qui nous embarrasse beaucoup; car, d'après les nombreuses mesures que nous avons prises à l'hôpital, cette distance de 5 à 6 centimètres serait précisément l'état normal, bien qu'on rencontre assez souvent encore 4 centimètres. Admettra-t-on que, sous l'influence d'une préoccupation, ces habiles observateurs s'en soient laissé imposer par quelque disposition d'ailleurs insolite des parties? Il est bien vrai qu'on ne paraît point avoir songé à contrôler cette donnée par une mensuration comparative des deux épaules; mais en présence d'un maître comme M. Malgaigne, nous ne pouvons que lui soumettre à lui-même cette difficulté.

Et ce qui n'est pas le moins singulier dans tout ceci, c'est que dans la luxation en haut, la distance de la tête humérale au bord antérieur de la clavicule ne change pas; elle reste la même qu'à l'état sain. C'est au moins ce qui ressort de nos expériences.

Nous avons étudié expérimentalement la luxation de l'épaule en haut sur seize articulations, et le résultat a été dans tous les cas sensiblement identique.

Voici ce que nous avons constaté, à notre premier examen même, quant à la distance normale du bord antérieur de la clavicule à la tête humérale, ou plutôt à la partie antérieure de cette tête, — car c'est évidemment ainsi que tout le monde l'a compris et qu'on devait le comprendre : — les parties molles intactes, et le bras pendant sur le côté, le coude un peu en arrière, dans l'attitude de la luxation, cette distance était de 6 centimètres. Si le bras était parallèle au tronc, on avait encore 5 centimètres. En portant le bras directement en avant, presque à angle droit avec la poitrine, on obtenait à peine 2 centimètres. C'est que dans ce mouvement, la tête et la grosse tubérosité qui concourt avec elle à former la tumeur se rapprochent graduellement de la clavicule en s'enfonçant sous la voûte acromio-coracoïdienne. Ainsi, cette distance augmente dans l'extension du bras en arrière, et diminue, tend à s'effacer dans la flexion en avant. Pour en apprécier le degré, on sent de quelle importance il est de noter exactement l'attitude du membre, précaution jusqu'ici négligée.

Nous avons d'ailleurs procédé de la manière suivante à l'étude expérimentale de la luxation elle-même :

1° Dissection d'un lambeau deltoïdien qui met, en se renversant, l'articulation à découvert;

2° Incision *verticale* de la capsule fibreuse dans toute sa hauteur, incision qui a toujours été insuffisante pour laisser passer la tête de l'os malgré les plus grands efforts; débridement *bilatéral* de la capsule porté au point de ne respecter que son quart postérieur.

3° La luxation n'est encore généralement possible qu'à deux conditions: *a.* la section de la longue portion du biceps; — cependant une forte rotation du membre en dedans ou en dehors peut faire glisser le tendon sur le côté opposé de la tête, à laquelle il permet alors de s'échapper en haut; *b.* avec la rupture ou la déviation du tendon de la longue portion du biceps, il faut encore une incision d'environ un centimètre sur le bord supérieur des deux tendons insérés aux tubérosités. On pense bien que l'exagération de l'une de ces incisions pourrait suppléer à l'insuffisance ou même à l'absence de l'autre.

4° Alors une impulsion de l'humérus en haut porte sa tête sur le ligament acromio-coracoïdien. Une légère rotation en dedans met à cheval le col anatomique sur le bord antérieur de ce ligament et donne de la stabilité au déplacement. Une rotation en dehors ferait appuyer l'extrémité osseuse par la grosse tubérosité sur le ligament acromio-coracoïdien ; mais la tubérosité ne peut s'accrocher au ligament que par le tronçon du tendon commun de ses muscles. Il est nécessaire que cette rupture soit au moins partielle ; intact, ce tendon glisse par sa surface unie sur le ligament de la voûte comme sur une poulie de renvoi et rejette en avant l'extrémité osseuse, qui retombe dans la cavité glénoïde. A plus forte raison le même phénomène se reproduit-il dans la luxation par rotation forcée en dedans, qui place la petite tubérosité et le tendon du sous-scapulaire sur le ligament coraco-acromien.

Nous disons toujours sur le *ligament de la voûte*, car c'est là que la tête se porte naturellement. Placée sur l'acromion ou l'apophyse coracoïde, elle glisse immédiatement dans leur intervalle. Plutôt que de se maintenir, comme on l'a prétendu, sur le bec coracoïdien, elle se jetterait en dedans de cette apophyse, en croisant le triple faisceau musculaire qui s'y rattache.

Dans ces diverses positions, la tête humérale, ou plus exactement sa partie inférieure, est presque contiguë à la clavicule. Dans la luxation par rotation en dedans, le col anatomique étant à cheval sur le ligament de la voûte, la base de la tête touche le bord antérieur de la clavicule, ou recule même sensiblement sur lui.

La tumeur que forme la tête recouverte des parties molles déborde la clavicule en avant de 4 à 6 centimètres ; c'est absolument comme à l'état normal ; — nous l'avions déjà dit.

La voûte s'avançant sur la cavité glénoïde, il semble que la tête humérale ne puisse remonter et venir appuyer sur cette voûte, sans se projeter en avant, sans s'éloigner du bord claviculaire. C'est là cependant un point incontestable, et il s'explique : à l'état normal, l'extrémité osseuse repose par sa partie renflée , par les grands diamètres de sa tête sur la cavité glénoïde ; tandis que, dans la luxation, c'est par sa partie rétrécie, par son col anatomique, qu'elle touche le bord de la voûte.

Ces deux conditions se compensent et montrent comment , tout en se déplaçant en avant, la tête humérale n'est pourtant pas devenue plus antérieure que lorsqu'elle se cachait sous la voûte.

Donc, si cette saillie de 4 à 6 centimètres de la tête humérale en avant ne prouve pas que la luxation existe, elle ne prouve pas davantage qu'elle n'existe point.

Mais l'extrémité articulaire de l'humérus ne pouvait se superposer à la voûte sans s'élever de presque toute sa hauteur au-dessus du niveau de la clavicule. En effet, la tumeur osseuse étant, comme sur le vivant, recouverte des parties molles, cette élévation n'a pas moins de 5 à 6 centimètres. — La section ou la déchirure du ligament coraco-acromien ne change rien à cette disposition, si ce n'est qu'il y a moins d'élasticité et plus de fixité dans la situation de la tête osseuse déplacée.

De là cette conséquence péremptoire que, dans tous les cas jusqu'ici publiés, la luxation était imaginaire, puisque dans tous la tête humérale était *au-dessous* de la clavicule.

D'où vient donc que cette luxation, qui se produit aisément à l'amphithéâtre, ne se soit pas encore rencontrée en clinique? Peut-être de l'attitude défavorable du bras dans les violences extérieures qui portent ou réagissent sur l'épaule; sans doute aussi de ce que cette lésion est prévenue par d'autres plus faciles. Cette différence reconnaît surtout une autre cause: l'extrême difficulté, la presque impossibilité qu'éprouve la tête humérale, non pas, comme on l'a dit, à franchir la voûte acromio-coracoïdienne, mais à s'y maintenir. Aucun trousseau de la capsule échappé à la rupture ne tend à l'y fixer. Les muscles des deux tubérosités refoulent, il est vrai, l'extrémité osseuse en arrière sur le bord de la voûte, mais ils agissent bien plus efficacement pour la ramener en bas. Comme elle n'est, d'ailleurs, que faiblement retenue par des inégalités ostéo-fibreuses, elle retombe et se réduit d'elle-même.

Ainsi la clinique, la clinique sévère, n'a point d'exemple de la luxation complète du bras directement en haut, et l'expérimentation la montre à peu près impossible.

§ II. Luxation incomplète.

M. Bourguet a-t-il été plus heureux ici? Le fait qu'il a recueilli et les cas analogues à l'aide desquels il croit avoir établi l'existence de cette lésion, ont-ils la signification qu'il leur attribue?

Examinons, et commençons par l'observation qui lui est propre. Nous n'en donnerons que la substance, afin d'abréger ce rapport déjà trop long.

Obs. IV. — Un jeune homme de dix-sept ans se fait, dans une chute sur la main, une fracture de l'extrémité inférieure du radius, et à l'épaule une blessure qui s'accompagne d'un gonflement très-considérable.

Le médecin qui fut d'abord consulté négligea cette dernière lésion. Après la guérison de la fracture du radius, le malade, frappé de la persistance de la déformation de l'épaule et de la gêne qu'il éprouvait dans les mouvements du bras, se présenta à M. Bourguet le 41e jour de son accident.

Ce chirurgien trouve la tête humérale située entre l'acromion et l'apophyse coracoïde, et un peu au-dessous de ces éminences osseuses qu'elle touche et qu'elle déborde en avant d'environ 15 millimètres.

Nous ne saurions comprendre comment on a pu voir là les caractères d'une luxation en haut, quand la tête est restée au-dessous de la voûte. La tête est en contact avec la voûte; mais n'est-ce pas là précisément l'état normal? La tête humérale, dans tous les mouvements, dans toutes les attitudes du membre, est toujours contiguë, elle ou les tubérosités, à la voûte, — en dehors dans l'adduction, en dedans dans l'abduction etc. Comment dès lors a-t-on pu imaginer une luxation en haut, la tête, nous le répétons, restant au-dessous de la voûte? En supposant même qu'à l'état physiologique l'extrémité humérale fût séparée de la face inférieure des apophyses par une distance plus grande que l'épaisseur de son revêtement fibreux, sur quoi pourrait-elle s'appuyer, se fixer dans son déplacement au-dessous de ces saillies osseuses? Elle resterait donc comme suspendue dans l'espace, quand le poids du membre et tous les muscles l'attirent en bas pour la faire rentrer dans sa cavité!

Ce qui semble avoir induit en erreur l'habile observateur, ce sont les reliefs et les dépressions de la région rendus plus sensibles par l'arthrite chronique; c'est plutôt la saillie en avant du fragment inférieur dans le décollement de l'épiphyse humérale, car, selon toute apparence, il s'agissait de cette dernière lésion. Telle a été du moins l'impression de tous ceux d'entre vous qui ont examiné le plâtre moulé sur nature.

Obs. V. — Que dire du fait de M. Avrard, invoqué à l'appui du sien par M. Bourguet?

Ici encore « la tête humérale occupe l'espace compris entre les apo-
» physes acromion et coracoïde et la cavité glénoïde, où elle ne peut
» être ramenée.... »

Ou, comme on lit plus bas :

« Elle est sous le bec de l'acromion en avant de la cavité scapu-
» laire. »

Il serait difficile d'indiquer plus clairement la situation normale de la tête de l'humérus; chaque mot s'y applique exactement; seulement, au lieu d'ajouter que rien ne pouvait faire *rentrer* la tête dans sa cavité, il fallait mettre que rien ne pouvait l'en faire *sortir*.

Quelle était donc en réalité la lésion de l'épaule? On peut bien assurer qu'il n'y avait pas de luxation; mais remarquez que l'accident datait de trente ans! Le peu de valeur des renseignements fournis par la malade au bout de plus d'un quart de siècle, et les altérations que le temps a dû amener dans les caractères primitifs de l'affection laissent ce diagnostic rétrospectif flotter d'une hypothèse à l'autre. Aussi M. Malgaigne lui-même a-t-il émis sur ce fait deux opinions opposées; dans son journal (1) il se prononce pour une fracture de la tête humérale, et dans son livre (2) pour une subluxation suite d'arthrite chronique.

S'il fallait opter, c'est à la dernière opinion du savant professeur que nous nous rangerions le plus volontiers, — en faisant toutefois nos réserves touchant la *subluxation*, pour nous plus que douteuse. Ce qui a pu tromper ici, c'est l'aspect illusoire de l'épaule où l'atrophie des muscles, depuis longtemps inactifs, a rendu les éminences osseuses plus saillantes et creusé davantage les dépressions voisines.

M. Bourguet a eu soin, comme on le pense bien, de rappeler l'observation que M. Laugier a publiée, — la première qui ait fixé sur ce point l'attention des chirurgiens. L'importance qu'il accorde à ce fait nous impose le devoir de nous y arrêter nous-même. Le voici en résumé :

Obs. VI.—*Luxation incomplète en haut et en avant, derrière l'apophyse coracoïde.* — Un jeune homme de seize ans tombe sur le bras gauche étendu; le membre subit une torsion de dehors en dedans, et supporte, fixé dans cette attitude, tout le poids du corps. Pas de chute complète.

A l'entrée du malade, le coude pouvait être rapproché du tronc, ce qui implique qu'il en était écarté. Les mouvements (passifs sans doute) d'avant en arrière et d'arrière en avant étaient possibles, quoique douloureux. M. Laugier diagnostique une entorse, et prescrit des sangsues et des cataplasmes émollients.

Au bout de douze jours le gonflement était en partie dissipé ; l'idée d'une luxation se présente, idée basée sur les symptômes suivants :

« La tête humérale faisait saillie en dedans et en haut; au niveau de

(1) *Revue médico-chirurgicale,* t. IV, p. 282.
(2) *Traité des fractures et des luxations*, t. II, p. 566.

» l'apophyse coracoïde, derrière laquelle elle était appuyée, il existait » entre elle et la voûte de l'acromion un enfoncement peu marqué à » l'œil, mais dans lequel on pouvait loger l'extrémité des doigts étendus » et parallèlement placés. L'axe du bras était incliné en dedans et en » haut, et de plus il était légèrement tourné sur lui-même de dedans » en dehors, de sorte que la tubérosité interne de la tête semblait sail» lante et dirigée en avant... Raccourcissement de 6 lignes; aucun si» gne de fracture. Les mouvements d'avant en arrière étaient assez » étendus et faciles; le plus difficile était celui de l'élévation du bras, » et il était visible que c'était un mouvement de totalité de l'humérus » et de l'épaule ensemble. En effet, la tête de l'humérus arc-boutée con» tre l'apophyse coracoïde soulevait alors avec peine et d'une pièce » l'omoplate et la clavicule. »

Suivant M. Laugier, la tête était engagée entre l'apophyse coracoïde et le bord interne de la cavité glénoïde (1).

Dans son remarquable article sur les luxations de l'épaule, il revient sur la situation de la tête et la décrit plus au long :

« La surface articulaire de l'humérus était appliquée contre la face » inférieure et à la fois postérieure du bec coracoïdien, qu'elle touchait » par une surface et non par un *point*, ainsi que cela a lieu dans les » déplacements sous-coracoïdiens qui exigent, au premier moment » du moins, l'allongement du bras (2) ».

Quinze jours après l'accident, on fit inutilement des tentatives de réduction. Le malade, qui avait recouvré la plupart des mouvements du bras, ne se prêtait à ces tentatives qu'avec une répugnance extrême; il s'y opposait même quelquefois de tous ses efforts.

Le premier diagnostic de M. Laugier est celui que nous préférons : il s'agissait d'une entorse suivie d'arthrite.

Si la tête humérale semblait plus spécialement confinée sous la partie interne de la voûte, dans l'étendue de laquelle elle roule à l'état normal, n'était-ce pas là, au lieu d'une luxation, le résultat d'une rétraction partielle de la capsule fibreuse? Et puis cette liberté de la plupart des mouvements du bras, recouvrée au bout de douze à quinze jours, est-elle compatible avec une luxation? Enfin, au-dessus de ces raisons, il y a l'impossibilité physique d'un déplacement incomplet, que nous croyons avoir démontrée.

---

(1) *Archives*, t. X, p. 65, 1834.
(2) *Dict. en* 30 *vol.*, t. XII, p. 81.

Nous ne saurions donc reconnaître au fait de l'éminent professeur la signification que M. Bourguet croyait avoir confirmée.

L'auteur cite ensuite une observation de Soden, identique à la précédente, seulement avec un degré plus avancé de la lésion.

Obs. VII. — Après une chute sur le coude, une inflammation s'était développée dans l'articulation de l'épaule. Les symptômes étaient les mêmes que dans le cas de M. Laugier. Cinq mois plus tard, le malade mourut d'une plaie de tête, et l'on trouva à l'autopsie tous les caractères de l'arthrite avec une telle évidence, que Soden ne pensa même pas à une luxation, — je me trompe, il crut à une luxation du tendon de la longue portion du biceps, dont, par parenthèse, la coulisse n'était qu'élargie (1). Ce cas prouve donc, avec toute la rigueur d'une autopsie, le contraire de ce que M. Bourguet lui demandait.

Enfin, quant au fait également invoqué, d'A. Cooper (2), il est tellement incomplet, tellement nul, qu'il ne nous a pas paru mériter de vous être soumis.

Je ne connais qu'un seul cas de luxation de l'épaule en haut, encore n'est-ce pas une luxation directe en haut, mais une luxation en haut et en dehors.

Sur une des victimes de la catastrophe du chemin de fer de la rive gauche, une grande partie de la longueur de l'humérus droit sortait à travers la peau, au côté externe de l'acromion, au point que le coude, refoulé dans l'aisselle, semblait se confondre avec l'épaule. Il y avait en même temps une luxation de l'avant bras en arrière. D'autres lésions avaient déterminé une mort instantanée (3).

Ce déplacement en haut et en dehors se reproduit sur le cadavre en portant un peu plus loin que pour le déplacement direct en haut la section de la capsule, des tendons, des muscles sous-scapulaire, sus et sous-épineux, et en poussant ensuite le membre en haut et en dehors. L'humérus vient s'accrocher par son col anatomique au bord externe de l'acromion, au niveau de son articulation avec la clavicule. Il s'y maintient assez bien par la tension des parties conservées de la capsule et des tendons des deux tubérosités, et aussi par la tension des muscles grand pectoral, grand dorsal et grand rond; mais toute rotation de la tête de l'os en dehors ou en dedans tend à faire cesser la luxation, une

---

(1) *Med. chirurg. transact.*, vol. XXIV, p. 212.

(2) *OEuvres complètes.* — Trad. franç., p. 109.

(3) Morel-Lavallée, *Essai sur les luxations de la clavicule*, p. 146.

surface abrupte remplaçant contre l'acromion la rainure du col anatomique.

Dans ce déplacement, la tête humérale, recouverte des parties molles, s'élève de 5 à 6 centimètres et même davantage au-dessus du niveau de la clavicule, et le bras est raccourci en conséquence. La distance de cette tête à la fourchette sternale est accrue de 4 centimètres, c'est-à-dire que l'épaule est allongée d'environ le diamètre de l'extrémité luxée. L'épaule est aplatie en avant, et les parties molles tendues sur la cavité glénoïde, en dedans de laquelle l'apophyse coracoïde fait une saillie très-prononcée.

Ce qui rend cette luxation presque impossible sur le vivant, c'est encore la difficulté qu'éprouve l'extrémité osseuse à se fixer sur le bord de l'acromion, tous les muscles qui s'y attachent la rappelant d'abord en bas et en dedans, c'est-à-dire à sa place.

Peut-être pourrait-on regarder comme un exemple de ce déplacement, où la tête serait restée à mi-chemin de cette réduction spontanée, un cas de Smée. Il trouva sur un cadavre la tête humérale s'appuyant, à travers une ouverture ancienne de la capsule, contre la face inférieure de l'acromion et du deltoïde (1). Peut-être aussi n'était-ce que la variété sous-acromiale de la luxation en dehors. D'ailleurs, M. Bourguet ne s'est point occupé de la luxation en haut et en dehors.

L'objet exclusif de son mémoire était d'établir cliniquement l'existence de la luxation directe du bras en haut et en avant. Malheureusement les faits que l'auteur apporte ou invoque à l'appui de sa thèse ne nous ont point paru aller à son but.

Suivant nous, des deux variétés qu'il se proposait de démontrer, l'une, la *luxation incomplète*, est absolument impossible, l'autre, la *luxation complète*, presque impossible et jusqu'ici sans exemple (2).

Mais nous nous empressons de reconnaître que le mémoire de M. Bourguet n'en est pas moins très-intéressant sous beaucoup de rapports ; les faits sont importants, habilement présentés. Pour apprécier son œuvre avec justice, il convient de se souvenir que, s'il n'a pas réussi dans sa tâche, elle avait également trompé les efforts des mat-

(1) *The Lancet*, mars 1845.

(2) Le fait que M. Chassaignac a publié, et que notre savant collègue a rappelé dans la discussion (Voir séance du 12 mai), n'était, à mon avis, qu'une fracture de la partie supérieure de l'humérus, avec déplacement du fragment inférieur en avant et en haut.

tres. Ses recherches antérieures, sa position à la tête d'un grand hôpital, qui lui permettra de vous adresser de nouveaux travaux, le recommandent à votre bienveillance.

La commission propose :

1° De remercier l'auteur de sa communication (*adopté*) ;

2° D'insérer un extrait de son mémoire dans les *Bulletins* ;

3° D'inscrire son nom sur la liste des candidats au titre de membre correspondant. (*Adopté.*)

L'extrait du mémoire se trouvant dans le rapport de M. Morel-Lavallée, il a été décidé que ce dernier travail serait seul inséré dans les *Bulletins*, et le mémoire original déposé aux archives.

www.ingramcontent.com/pod-product-compliance
Ingram Content Group UK Ltd.
Pitfield, Milton Keynes, MK11 3LW, UK
UKHW020459220726
13923UKWH00006B/2638